AF322296

Dʳ E. J. MOURE

CHARGÉ DU COURS DE LARYNGOLOGIE, D'OTOLOGIE
ET DE RHINOLOGIE
A LA FACULTÉ DE MÉDECINE DE BORDEAUX

DU

TRAITEMENT CHIRURGICAL

DE LA

SURDITÉ ET DES BOURDONNEMENTS

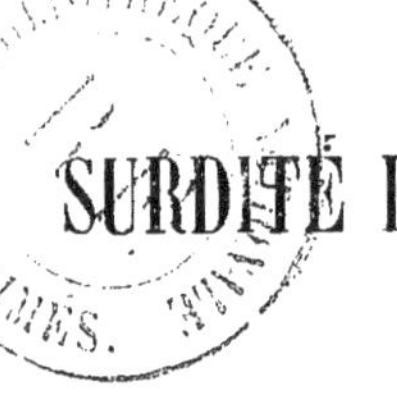

BORDEAUX

FERET ET FILS, ÉDITEURS

15, Cours de l'Intendance, 15

—

1896

DU

TRAITEMENT CHIRURGICAL

DE LA

SURDITÉ ET DES BOURDONNEMENTS

BIBLIOTHÈQUE NATIONALE — IMPRIMÉS.

DU

TRAITEMENT CHIRURGICAL

DE LA

SURDITÉ ET DES BOURDONNEMENTS

Depuis ces dernières années, la chirurgie des cavités de l'oreille a fait d'utiles et d'importants progrès, et nous sommes déjà loin de l'époque où l'on pensait que toutes les maladies de l'organe auditif résidaient dans les bouchons de cérumen. Je ne parlerai pas de la pathologie du naso-pharynx qui, créée de toutes pièces, a considérablement modifié la thérapeutique auriculaire, je veux tout simplement me borner à exposer aujourd'hui les différentes interventions chirurgicales faites sur les tympans et la caisse, dans le but d'améliorer ou de guérir certaines affections de cette région.

Avant l'introduction de l'antisepsie et surtout de l'asepsie dans la pratique chirurgicale, une simple perforation du tympan pouvait être suivie d'accidents suppuratifs assez intenses pour inquiéter l'auteur de cette piqûre; c'est ainsi que j'ai encore dans la mémoire le souvenir de deux malades atteints d'otite sèche, auxquels je perforai le tympan dans le but de calmer leurs bourdonnements, et chez l'un d'eux en particulier, les phénomènes inflammatoires, d'origine infectieuse, furent tels qu'il survint, non seulement des douleurs intenses et de la fièvre, mais une suppuration extrêmement abondante qui dura plusieurs semaines. C'était l'époque où l'on prenait encore un bistouri dans sa trousse pour inciser un abcès et un tympanotome dans sa boîte pour ouvrir un tympan.

Depuis ce moment, la résection de la membrane tympanique est devenue une opération banale, c'est sur la chaîne et la caisse tout entière que l'on porte son action. C'est ainsi que l'on n'hésite plus, dans les cas d'inflammations suppuratives chroniques avec dégénérescence fongueuse de la muqueuse, non seulement de curetter le foyer suppurant, mais de supprimer les portions d'os qui peuvent être atteintes de caries ou d'ostéite. Il y a déjà quelques années, j'ai communiqué à la Société de Médecine et de Chirurgie de notre ville un travail sur les bons résultats de l'ablation des osselets dans l'otorrhée; ma manière de voir à cet égard ne s'est point modifiée. C'est, du reste, l'application vulgaire, à un petit coin de l'organisme, des notions générales de la chirurgie classique.

Mais les tentatives opératoires sur la caisse ne se sont pas bornées aux cas où elles étaient absolument indiquées, car depuis ces dernières années plusieurs chirurgiens ont voulu agir sur des oreilles non suppurantes, sur de simples épaississements du tympan, des membranes des fenêtres ou des articulations des osselets, dans le but soit de calmer des bourdonnements, soit d'améliorer une ouïe perdue ou qui se perdait. On a voulu faire de la chirurgie intra-tympanique contre la surdité progressive, contre l'otite moyenne chronique sèche et la sclérose.

Sans décrire ici toutes les altérations qui accompagnent ces différentes maladies, il n'est pas inutile de rappeler que les principales lésions consistent, soit en épaississement du tympan, soit le plus souvent, dans les cas graves, en atrophie de quelques portions ou de toute cette membrane, qui est réduite à une véritable pelure d'oignon, soit en synéchies variées soudant certains points du tympan à la caisse ou les osselets entre eux.

Ce sont surtout les surfaces auriculaires rivées entre elles par des ligaments qui donnent à la chaîne une raideur telle que l'ouïe se trouve de ce fait plus ou moins compromise. Tant que les modifications pathologiques n'atteignent que le tympan, les articulations du marteau et de l'enclume, ou de l'enclume et de l'étrier, si ce dernier reste mobile sur le pourtour de la fenêtre ovale, il n'est pas douteux que l'ébranlement du liquide labyrinthique est encore relativement facile àproduire et que l'audition reste assez bonne; mais que le ligament annulaire s'épaississe à son tour, qu'il survienne des synéchies entre les branches de l'étrier et le pourtour de la fenêtre, à plus forte raison que la base de l'étrier se soude par synéchie ou par ossification à la' fenêtre qu'elle recouvre, immédiatement les bourdonnements et la surdité prennent un caractère sérieux et souvent définitif. Je ne parle pas de la fenêtre ronde puisqu'elle a été, somme toute, toujours un peu oubliée dans les descriptions de ces divers processus morbides.

C'est donc contre ces différentes altérations, particulièrement graves, que les otologistes ont cherché à agir, les uns en perforant ou en enlevant d'abord une partie plus ou moins grande du tympan, qui généralement se reforme après un certain temps, les autres en supprimant les synéchies, le tympan tout entier, le marteau et l'enclume; d'autres, enfin, en essayant de mobiliser ou même d'enlever l'étrier. C'est du côté de ce dernier osselet surtout qu'ont porté les tentatives modernes, car c'est lui qui est directement en rapport avec l'appareil récepteur du son, avec le labyrinthe. Bien plus, on a supposé, peut-être avec raison, que les améliorations de l'ouïe, obtenues en agissant sur les autres parties de la chaîne, étaient dues en réalité à l'ébranlement produit sur le plateau de l'étrier qui s'était trouvé plus ou moins tiraillé pendant l'opération.

Pendant quelques années, à la suite des expériences de Kessel, la simple mobilisation directe de l'étrier trouva en France quelques fervents adeptes, et l'on se rappelle encore que MM. Boucheron et Miot (de Paris) firent une véritable campagne en faveur de ce procédé; je communiquai moi-même au Congrès d'Otologie de Paris, en 1889, un travail sur ce sujet, dans lequel, tout en recommandant la mobilisation dans les cas d'adhérences ou d'ankyloses cicatricielles post-otorrhéiques, je la rejetai dans les otites sèches et scléreuses. Depuis cette époque, on peut dire que la mobilisation a fait son temps, chacun ayant reconnu que les améliorations obtenues étaient trop souvent passagères, ou que peut-être elles étaient dues, non à une simple mobilisation, mais à une ablation complète de l'étrier. Aussi, au Congrès de Berlin en 1890, le Dr Botey (de Barcelone) vint-il apporter le résultat de ses expériences sur des poules et des pigeons auxquels il avait enlevé l'étrier *sans altérer leur fonction auditive.* Il avait même arraché, par accident, une grande partie de cet osselet à un malade dont il avait amélioré ainsi l'audition.

Depuis cette époque, l'opération a été tentée un assez grand nombre de fois, soit en Allemagne (Grunert), soit surtout en Amérique (Jack, de Boston; Dench, Blake, etc.), sur des malades ayant ou des synéchies cicatricielles ou des ankyloses par sclérose et otite sèche. Les résultats ont été extrêmement variables et souvent contradictoires. C'est ainsi que parfois l'ouïe a été améliorée au moins momentanément, tandis que d'autres fois la surdité a été aggravée. Ces détails sont, du reste, très bien notés dans un travail récent que vient de publier le Dr Baratoux (*Pratique médicale,* n°s 1, 2, 3 et 4, janvier 1896) sur l'historique de cette intéressante question. Dans la plupart des cas, l'ablation du tympan et des osselets, y compris l'étrier, était faite par les voies naturelles, c'est à dire par le conduit auditif; mais à la suite de la communication de Stacke au Congrès de Berlin (1890), sur son procédé imité de ceux de Kuster et de Bergman publiés l'année précédente (1889), quelques auteurs modifièrent leur manière d'opérer.

Le procédé de Stacke, bien connu aujourd'hui, consiste à décoller le pavillon de l'oreille et le conduit auditif cartilagineux de manière à avoir sous l'œil la caisse tout entière et le rebord postéro-supérieur du cadre osseux tympanique qui, on le sait, cache à la vue la logette contenant les osselets. En faisant sauter avec le ciseau ou la gouge cette sorte de mur, on découvre alors la tête du marteau, son articulation avec l'enclume et l'étrier. C'est donc par cette voie plus directe, que Stacke proposa d'agir pour atteindre plus sûrement la chaîne tout entière. Nous ne discuterons pas la valeur de ce procédé, sur lequel nous reviendrons peut-être dans un autre article; nous nous bornerons simplement à dire ici que cette méthode, plus ou moins modifiée, a été employée pour agir directement sur des régions de la caisse peu accessibles par les voies naturelles.

C'est ainsi que Schwartze, en 1892, enleva par cette voie, non seulement le tympan, le marteau et l'enclume, mais aussi l'étrier qui était relié à la fenêtre ovale par une soudure osseuse si considérable qu'il fallut faire sauter le pourtour au ciseau; le résultat fut, du reste, peu satisfaisant au point de vue auditif. Un peu plus tard, au Congrès de Rome, Blake (de Boston) rapporta vingt-deux cas d'ablation de l'étrier et, de l'aveu même de l'auteur, la plupart des malades opérés pour scléroses ou otites sèches, virent leur situation empirer et se compliquer souvent de

BIBLIOTHÈQUE IMPRIMÉS

vertiges qu'ils n'avaient pas auparavant. Ce résultat peu favorable fut du reste relevé par MM. Colladon et Gellé. A cette même séance, M. Garnault cita trois cas de stapedectomies pratiquées pour une otite hypertrophique, une otorrhée cicatrisée avec synéchies et une sclérose; dans ce dernier cas, le résultat fut à peu près nul et, ainsi que le fait observer Politzer dans la discussion, les deux autres opérations ne dataient que de quatre mois, ce qui est insuffisant pour juger de leur valeur au point de vue auditif. Il est bon de remarquer que dans sa communication, M. Garnault insista sur les difficultés que l'on avait parfois à atteindre l'étrier par le conduit auditif et sur la nécessité de suivre l'exemple de Schwartze, c'est à dire de décoller le pavillon et le conduit afin de réséquer le mur de la logette (procédé de Stacke).

Depuis lors, Kessel (d'Iéna) a de nouveau publié un travail sur la question, disant que, dans des circonstances favorables, il a pu obtenir une amélioration de l'ouïe pour le langage murmuré; et M. Garnault a fait lui aussi de nouveau et tout récemment, la mobilisation profonde et même l'extirpation de l'étrier par la voie mastoïdienne; et, au mois de janvier dernier, il a communiqué les résultats favorables de sa récente tentative à la Société de Biologie de Paris.

Nous avons exposé à dessein la genèse d'une opération qui s'adresse à toute une catégorie d'affections que le traitement médical ne peut pas modifier et dont il est même trop souvent incapable d'arrêter les progrès. La chirurgie fera-t-elle beaucoup mieux et pourra-t-elle améliorer l'ouïe des sourds appartenant à la catégorie des opérables, c'est à dire à cette sorte de malades dont le labyrinthe est intact et chez lesquels l'appareil transmetteur du son seul est atteint. Il est encore bien difficile de trancher définitivement la

question ; un seul fait est acquis, c'est que l'on peut
enlever le tympan et la chaîne des osselets, y compris
l'étrier, non seulement sans compromettre la vie du
malade, mais souvent sans altérer beaucoup son ouïe.
Il est prouvé aujourd'hui que la platine de l'étrier est
peu à peu remplacée par une membrane fibreuse
qui protège le labyrinthe et l'empêche de commu-
niquer directement avec la caisse.

Si nous considérons l'opération au point de vue
de son résultat sur la fonction auditive, en élimi-
nant d'abord les cas dans lesquels on intervient
pour rompre des synéchies cicatricielles consécutives
à des suppurations de la caisse taries depuis un temps
plus ou moins long, pour n'envisager que les sur-
dités consécutives au processus scléreux, nous serons
encore très réservés sur le résultat final de la stapedectomie. Non seulement l'opération ne peut rien sur
le processus scléreux lui-même, dont la pathogénie
nous est inconnue, mais il n'est pas douteux qu'il est
des cas où l'ossification arrivera, en dépit de tout
traitement, à combler la fenêtre ovale, comme elle le
fait lorsque la platine de l'étrier est laissée en place.
Le labyrinthe sera finalement envahi lui-même peu à
peu par le progrès du mal, sans parler des altérations
de la fenêtre ronde qui, elle aussi, subira des modifications pathologiques importantes pour l'ouïe lors-
qu'elles seront très prononcées. Je sais que le rôle de
cette fenêtre est beaucoup moins utile à l'audition, par
le fait même de ses rapports anatomiques, que celui
de la fenêtre ovale, puisque cette dernière est placée
à l'entrée du vestibule et de tout l'appareil sensoriel
de l'oreille ; mais il n'en est pas moins vrai que
l'ossification ou la disparition de la membrane ronde,
doit retentir d'une manière fâcheuse sur la fonction
auditive. Or, la suppression de l'étrier ne saurait
avoir d'influence sur la marche des lésions de cette

région. Enfin, si nous laissons de côté les résultats néfastes de la stapedectomie pour ne garder que ceux ayant donné un résultat favorable, nous ne resterons pas moins sur la réserve, étant donné le peu de temps relatif écoulé depuis l'époque où ont été faites ces opérations. Lorsque la caisse est largement ouverte par le procédé de Stacke ou ses dérivés, nous savons que la cicatrisation de la plaie ne se fait pas chez tous nos opérés de la même manière ; tandis que, chez les uns, la cavité reste très ouverte et en communication facile avec le conduit auditif osseux, chez d'autres, nous voyons le cadre osseux être peu à peu remplacé par un tissu fibreux cicatriciel très dense qui, fatalement, doit arriver à combler la fenêtre ovale et par conséquent altérer plus ou moins les résultats obtenus aussitôt après l'intervention.

Je ne parle pas des incidents opératoires dans quelques cas, de la possibilité de toucher le facial qui se trouve exactement au-dessus du pourtour de la fenêtre ovale, mais j'insiste sur la difficulté que l'on peut avoir très souvent à bien voir et *a fortiori* enlever l'étrier. Il arrive même que dans les tractions faites sur ses branches, on les fracture ; bien plus, il est quelquefois nécessaire de désenclaver la platine enfoncée ou en partie soudée avec la fenêtre. C'est avec la gouge qu'il faut alors agir, s'exposant ainsi ou à enfoncer la base de l'osselet dans le vestibule (cas de Schwartze), ou à faire sauter une parcelle de la fenêtre dont les rapports avec l'organe de l'audition et de l'équilibre sont des plus intimes et des plus importants.

Malgré l'éclairage électrique le plus parfait, malgré l'hémostase la plus complète, il n'en est pas moins vrai que les manœuvres au fond du conduit sont très délicates à exécuter et doivent être faites d'une main très légère, très exercée et très prudente, si l'on ne veut pas s'exposer à produire de graves désordres généralement irréparables.

En résumé, si la question des interventions chirurgicales sur le tympan et sur la caisse est résolue pour les inflammations suppuratives aiguës ou chroniques de cette région, si l'on est autorisé et même si *l'on doit ne pas hésiter à agir activement* dans ces régions pour guérir une otorrhée rebelle aux traitements médicaux par les injections, instillations, poudres, etc.; on doit, au contraire, jusqu'à nouvel ordre, être très réservé pour les interventions dont le seul but est d'améliorer la surdité progressive des scléreux, ou des personnes atteintes d'otites chroniques sèches avec arthrite ou ankylose de l'étrier.

Dans l'état actuel de la science otologique, il est impossible d'affirmer à un malade opérable, que l'ablation des osselets, y compris l'étrier, améliorera définitivement son audition et que, dans tous les cas, son affection ne sera pas aggravée par le fait même de l'intervention, surtout si cette dernière porte sur la fenêtre ovale. Il est bon d'ajouter que cette observation ne s'applique point aux synéchies ou ankyloses cicatricielles qui sont, au contraire, justiciables de tentatives opératoires les plus variées.

BIBLIOTHÈQUE NATIONALE IMPRIMÉS

Bordeaux. — Imp. G. GOUNOUILHOU, rue Guiraude, 11.

PRINCIPAUX TRAVAUX DU MÊME AUTEUR

De la syphilis et de la phtisie laryngée au point de vue du diagnostic. — Paris, 1879, in-8º de 180 p. avec planches en chromo-lithographie.

Étude sur les kystes du larynx. — Paris, 1880, in-8º de 100 p. avec fig. en noir.

Recueil clinique sur les maladies du larynx (t. I et II). — Paris, 1882-84, 2 vol. in-8º de 120 p. chaque.

Traité pratique des maladies du larynx, du Dr Morell-Mackenzie (de Londres). Traduit en français en collaboration avec le Dr F. Bertier. Paris, 1882, in-8º de 800 p.

Traité des maladies du nez, du Dr Morell-Mackenzie (de Londres). Traduit en français en collaboration avec le Dr Charazac. — Paris, 1885, in-8º de 500 p.

Du traitement par l'électrolyse des déviations et éperons de la cloison du nez, en collaboration avec le prof. Bergonié. — Bordeaux, 1890, gr. in-8º de 120 p.

Leçons sur les maladies du larynx. — Paris, 1890, gr. in-8º de 600 p.

Manuel pratique des maladies des fosses nasales et des cavités accessoires. — Paris, 1893, format diamant, 600 p. avec fig. et planches en lithographie (2e édit.).

Articles « Pharynx », « Naso-Pharynx » et « Amygdales », in *Twentieth century practic. of Med.,* vol. VI, publié à New-York, 1895.

Travaux de la Clinique annexe des maladies du larynx des oreilles et du nez de la Faculté de Bordeaux (1894-95), comprenant des articles sur *l'amygdalite ulcéreuse aiguë,* l'*herpès du larynx,* le *coryza caséeux,* etc. — In-8º de 120 p.

Revue hebdomadaire de Laryngologie, d'Otologie et de Rhinologie, fondée en 1880, comprenant des travaux originaux, les comptes rendus des Sociétés spéciales, l'analyse des travaux importants et un index, paginé séparément et publié tous les deux mois.

La *Revue* paraît le samedi matin, à Bordeaux, rue de Cheverus 8.

SOUS PRESSE

Du coryza atrophique (ozéne) et du coryza hypertrophique. — Format diamant de la Collection Charcot-Debove.

www.ingramcontent.com/pod-product-compliance
Lightning Source LLC
LaVergne TN
LVHW050229060726
842525LV00007B/2608